RECHERCHES

SUR

L'EMPLOI DU FEU,

DANS LES MALADIES RÉPUTÉES INCURABLES.

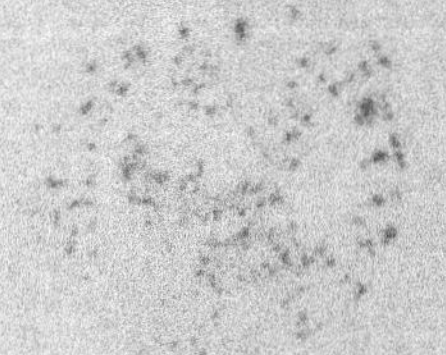

A

SON ALTESSE IMPÉRIALE,

MONSEIGNEUR

LE PRINCE JOSEPH,

GRAND ÉLECTEUR DE L'EMPIRE FRANÇAIS,

COMME UN TÉMOIGNAGE

DE MA VIVE RECONNOISSANCE,

ET DE MON TRÈS-RESPECTUEUX ATTACHEMENT.

AULAGNIER.

Paris, le 23 pluviôse an XIII.

RECHERCHES
SUR
L'EMPLOI DU FEU,
DANS LES MALADIES RÉPUTÉES INCURABLES.

PAR M. AULAGNIER, Docteur en Médecine de l'ancienne Université de Montpellier, ancien Médecin de l'Armée d'Italie et des Hôpitaux Militaires de Marseille, Membre de l'Académie des Sciences et Arts de la même ville, de l'Institut de santé et de salubrité du Gard, etc.

« La pratique des médecins varie, mais la médecine en » elle-même ne varie point; elle est, comme la vérité, » une, simple et invariable ».

MACHIAVEL, *en Méd.*

A PARIS,

Chez MÉQUIGNON l'aîné, Libraire de l'École et de la Société de Médecine, rue de l'École de Médecine, n° 3, vis-à-vis celle Hautefeuille.

AN XIII. — 1805.

PRÉFACE.

Malgré un grand nombre de recherches que j'ai faites, sur l'emploi du feu, dans les maladies réputées incurables, ce n'a été qu'au moment de les faire imprimer, que j'ai appris, par M. Heurteloup, premier chirurgien des armées, l'un des inspecteurs-généraux du service de santé, qu'il existoit un traité ou une pyrotechnie chirurgicale pratique, ou l'art d'appliquer le feu en chirurgie, par M. Percy, chirurgien en chef de l'armée de la Moselle, aujourd'hui inspecteur-général du service de santé. Je dois avouer que si j'avois connu cet ouvrage avant d'entreprendre le mien, il m'auroit été du plus grand secours, qu'il m'auroit évité beaucoup de peines, malgré qu'il traite du feu appliqué en chirurgie, et que mon objet ait été d'en parler comme médecin. Mon ouvrage est bien loin d'approcher de la perfection du sien, puisqu'il a obtenu le suffrage et le prix de l'Académie.

Cependant je dois observer, que malgré que l'ouvrage de M. Percy soit très-bien fait, qu'il détermine la matière la plus propre à la confection des cautères actuels, qu'il parle des formes variées des cautères, qu'il donne des notions générales sur l'usage de ces instrumens, et qu'enfin il établisse des règles de détail, qui doivent diriger le chirurgien dans leur application, selon les cas et les parties où elle a lieu, j'ai donné le plus de faits possibles, des cures opérées par l'emploi de ce moyen, dans les maladies qui sont proprement du ressort du médecin.

Si enfin ces recherches, ne servent qu'à faire ressortir l'ouvrage de M. Percy, la seule récompense que j'ambitionne est l'indulgence, que l'on ne sauroit me refuser en faveur de mon intention, celle d'être utile à l'homme souffrant.

RECHERCHES

SUR

L'EMPLOI DU FEU,

DANS LES MALADIES RÉPUTÉES INCURABLES.

I.

Je fis imprimer, il y a quelque temps, une observation, sur une affection de la poitrine, guérie par l'application du feu; je crois devoir la rappeler ici à cause de son importance.

Un Mameluck entra à l'hôpital militaire de Marseille le 6 pluviôse an x; il sortoit du lazaret de cette ville, où il avoit subi sa quarantaine. Il y avoit été atteint, dès son arrivée, d'une hémopthisie ou crachement de sang considérable, qui se termina par une phthisie, qui parcourut assez rapidement ses périodes. Ce malade toussoit beaucoup, et rendoit des crachats purulens. La fièvre lente le consumoit ; il avoit la diarrhée colliquative et des sueurs nocturnes extraordinaires ; ses malléoles étoient enflées ; il ne pouvoit rester couché sur aucun côté ; sa voix étoit rauque et presqu'éteinte, et sa physionomie cadavéreuse : je le jugeai agonisant. Un cordial, qu'il ne prit point, fut le seul remède que je crus devoir lui prescrire, étant persuadé qu'il mourroit dans la nuit. A ma visite du lendemain matin, je fus étonné de le trouver dans le même état. Il y avoit auprès de son lit un interprète, qui me pria de sa part, de lui faire appliquer un bouton de feu sur le creux de l'estomac. Ne voyant point de raison de le lui refuser, j'y consentis. Un fer de la largeur d'une pièce de trente sous, presque rouge, fut appliqué légèrement quatre travers de doigt au-dessous du cartilage xiphoïde. Le soir, je trouvai mon malade un peu moins mal ; j'appris le lendemain matin, qu'il avoit dormi une partie de la nuit, qu'il n'avoit été que deux fois à la selle ; le crachoir qui, quoique très-grand, étoit régulièrement rempli deux fois par jour, étoit presque sans crachats. Le feu produisit une escarre de la grandeur d'un petit écu; la plaie donna une suppuration abondante, qui fut entretenue par un pansement réitéré deux fois le jour. Peu à peu le cours de ventre s'arrêta, la toux se calma, l'appétit revint, les crachats tarirent, et le malade, que je mis alors à l'usage du lait et de la teinture de quinquina, et auquel je conseillai un exercice modéré, se rétablit parfaitement au bout d'un mois. Je présentai ce militaire à la Société de Médecine, où l'on put se convaincre et de sa maladie et de son entier rétablissement. Il partit peu de temps après pour rejoindre son corps.

II.

On demanda à cet homme, pourquoi il avoit desiré qu'on lui appliquât le feu; il répondit, comme il m'en avoit informé, que ce moyen étoit très-usité dans sa patrie; qu'il l'avoit vu lui-même employer avec succès par un médecin égyptien, sur une femme atteinte d'une maladie à-peu-près semblable à la sienne.

III.

Telle est l'observation que j'eus occasion de faire. Je reviens sur l'utilité de ce moyen, pour engager les médecins à l'employer dans certaines maladies réputées incurables, quoique plusieurs auteurs modernes, entre autres *Dionis* et *Sharp* (1), prennent contre le cautère actuel, un ton décisif, et félicitent la chirurgie moderne de l'avoir proscrit; il n'est pas moins vrai que c'est sans fondement, l'expérience en médecine devant être notre seul guide. Depuis et avant *Hippocrate* jusqu'à nous, de très-grands médecins ont obtenu les plus grands succès de l'emploi de ce remède, comme j'espère le prouver.

IV.

Un usage imprudent et déplacé des meilleurs remèdes ne trompe-t-il pas tous les jours l'attente du médecin? Il seroit bien extraordinaire que l'usage du feu, n'eût pas

---

(1) *Dion.* Oper. de Chir. *Sharp.* Opera.

quelquefois le même inconvénient, et que son opération fût toujours avantageuse.

V.

Les auteurs donnent le nom de cautère actuel à tous les métaux, qui peuvent s'échauffer considérablement sans entrer en fusion, ainsi qu'à toutes les substances brûlantes, telles que le moxa, le duvet des feuilles de la molène, le coton, le lin, &c.

V I.

Qui ne connoît le fameux aphorisme du père de la médecine: *Quod remedium non sanat, ferrum sanat, quod ferrum non sanat, ignis sanat, quod ignis non sanat, illud insanabile reputare opportet* (1). Si, dans quelques observations, le cautère actuel a été nuisible, il a cela de commun avec tous les remèdes énergiques, dont les inconvéniens sont proportionnés au bien qu'ils peuvent faire; d'où il résulte qu'on ne doit l'employer, comme le veut *Hippo-*

(1) Aphor. 88.

crate dans son aphorisme, que lorsque les moyens plus doux sont entièrement inutiles, et que l'on peut présumer un succès, d'après des cas analogues exposés par des auteurs dignes de foi.

VII.

En supposant que les anciens aient fait, comme le leur reprochent les modernes, un trop fréquent usage de ce moyen, et qu'ensuite on n'en ait pas retiré tous les avantages qu'on devoit en attendre ; « c'est, » dit *Prosper Alpin* (1), que plus un re- » mède a montré d'efficacité, plus il est » difficile que passant de main en main, » son application soit méthodique, lumi- » neuse et maintenue dans de justes bornes ». Le même auteur, voulant ensuite prouver combien les modernes ont eu tort d'avoir abandonné ce moyen, ajoute, que c'est à juste titre que les médecins égyptiens peuvent tirer vanité et s'estimer heureux de connoître un remède aussi avantageux ; car dans combien de maladies réputées incura-

(1) De Morb. Ægyptior.

bles, et dans lesquelles on croit avoir tout fait, le cautère actuel ne seroit-il pas encore employé avec succès?

VIII.

Mais on a préféré des systêmes aux observations des anciens; on a cru pouvoir combattre leurs expériences par de vaines opinions; on leur a enfin substitué des idées vagues et sans fondement, comme si la nature se prêtoit à des raisonnemens enfantés par l'imagination! Les anciens médecins croyoient posséder un trésor dans le cautère actuel, ils alloient même jusqu'à lui donner un dieu pour auteur, le centaure Chiron, fils de Saturne et de Phylire, qui fut placé dans le ciel parmi les douze signes du zodiaque (1).

IX.

Il n'est personne qui ne convienne que les remèdes doux sont en général préférables; mais peut-on disconvenir qu'il est

(1) *M. Aur. Severinus*, p. 53.

des maladies qui ne peuvent céder qu'aux moyens les plus efficaces? Et c'est avec raison que *Cotœus*, *Sotus*, *Fabrice*, *Guirland*, *Frein*, *Mercurialis*, &c. se sont plaints de l'abandon de ce moyen.

X.

L'usage du cautère actuel est extrêmement ancien. *Berchusen* dit qu'*Euriphon* de Cnide fut le premier qui s'en servit dans la cure des maladies. On croit que ce médecin vivoit dans le siècle antérieur à celui d'*Hippocrate*, ou du moins que s'ils étoient contemporains, *Euriphon* étoit plus âgé que lui.

X I.

Ce remède étoit si familier à *Hippocrate*, qu'il n'y a presque pas de maladies chroniques dans lesquelles il ne l'emploie.

X I I.

Ceux qui feront réflexion, dit M. *Leclerc* dans sa belle Histoire de la Médecine, à la violence et à l'opiniâtreté de certaines maladies, ne devront pas trouver étrange, qu'on ait tâché de les guérir par de pareils moyens; et il n'y aura pas, ajoute-t-il, de quoi s'étonner, si ces maladies sont presque toutes aujourd'hui au rang des maladies incurables, l'aversion et l'horreur que l'on a pour des remèdes de cette nature étant beaucoup plus grande qu'elle ne l'étoit autrefois.

XIII.

Dans le temps d'*Hippocrate*, l'usage du cautère actuel étoit si familier, qu'on l'employoit même en santé. On voit dans son immortel traité *De Aëre, Aquis et Locis*, que les Scythes nomades se faisoient brûler les épaules, les bras, la poitrine, les cuisses et les lombes, pour avoir le corps et les articulations plus fortes et plus fermes, et pour dissiper l'humidité et la mollesse des chairs, provenant du pays qu'ils habitoient, qui étoit plat, abondant en prairies, et où par conséquent l'air étoit très-humide, les habitans ne buvant que des eaux de glace et de neige et ne faisant aucun exercice; enfin, l'excès de l'humidité les rendant tellement foibles, qu'ils étoient incapables de bander l'arc et de lancer le javelot. Dès que la cautérisation avoit eu lieu, ils devenoient plus robustes. On lit encore dans le même traité, que les femmes des Scythes-Sarmates, qui vivoient aux environs des Palus-Méotides, avoient coutume de brûler la mamelle droite à leurs petites filles. On peut encore lire l'histoire des Amazones, c'est-à-dire, des femmes sans mamelles, dans *Justin*, *Strabon*, &c.

XIV.

Hérodote dit que les Libyens, qui vivent de leurs troupeaux, sont dans l'habitude de cautériser leurs enfans à l'âge de quatre ans; aussi, dit-il, les Libyens sont de tous les peuples que nous connoissons, les plus sains et les plus vigoureux.

XV.

Mercurialis, dans son ouvrage intitulé *Variæ lectiones* (1), nous apprend que c'est une coutume très-ancienne en Toscane et

(1) *Merc.* Var. Lect. p. 137.

dans plusieurs autres contrées de l'Italie, de cautériser les enfans avec un fer chaud à l'occiput, lorsqu'ils sont encore à la mamelle, ou lorsqu'ils sont un peu plus avancés en âge, pour les préserver des maladies pituiteuses et sur-tout de l'épilepsie.

XVI.

Quant à l'usage du cautère actuel dans les maladies, *Hippocrate* (1) traitoit avec succès des phtisiques en les purgeant, en leur donnant du lait, en leur brûlant le dos et la poitrine en plusieurs endroits, et il entretenoit pendant quelque temps les ulcères qu'avoit faits la brûlure. Il remédioit à l'enflure ou à la grosseur de la rate, en faisant brûler légèrement tout autour du nombril en divers endroits (2). Dans l'hydropisie commençante, il cautérisoit en huit endroits à la région du foie. Dans les douleurs invétérées de la tête, il appliquoit aussi huit cautères sur cette partie. Dans les fluxions

(1) Lib. II, de Morbis.
(2) De Locis in Homine.

qui attaquent les yeux, il cautérisoit non-seulement la tête, mais encore le dos.

XVII.

Les instrumens dont se servoit *Hippocrate* pour appliquer le feu, étoient tantôt des fers chauds, tantôt des morceaux de buis trempés dans l'huile bouillante, tantôt une espèce de champignon qu'il faisoit brûler sur la partie, tantôt enfin ce qu'il appelle du lin cru. Il faisoit un grand usage de ces manières de brûler, dans toutes les douleurs qui sont fixes, et qui attaquent seulement une partie. Dans la goutte, par exemple, et dans la sciatique, il cautérisoit les doigts des pieds et des mains, ainsi que la hanche, avec du lin cru. Il se servoit encore de ce moyen dans les anciens catharres; aussi *Vanhelmont* prétend que les cautères tirent leur origine des catharres.

XVIII.

Prosper Alpin (1), qui a long-temps ha-

(1) De Medic. Ægyptior.

bité le grand Caire, rapporte, qu'il n'y a rien de si commun dans ce pays-là, que de voir des gens couverts de cicatrices que laissent les brûlures sur différentes parties, telles que le cou, la poitrine, les côtes, etc. et comme l'Egypte est inondée par le Nil pendant plusieurs mois de l'année, les douleurs et les enflures dans les articulations, y sont très-communes, et les Egyptiens les guérissent par l'application du cautère actuel. On voit aussi, ajoute-t-il, de ces cicatrices sur toutes les parties de la tête, excepté au visage. Ils se servent encore de ce moyen dans les maladies soporeuses, dans celles des yeux, dans les rhumes, et généralement dans toutes les fluxions. M. *Savaresi*, médecin de l'armée d'Orient, assure, dans ses Mémoires et opuscules physiques et médicaux sur l'Egypte, avoir vu guérir parfaitement des malades atteints de fièvres intermittentes, par la seule application du feu sur le carpe ou sur le muscle deltoïde (1), ce

(1) Qu'il me soit permis de rappeler ici, ce que j'ai déjà dit dans mon Mémoire sur la Fièvre maligne nerveuse, qu'il y a bien d'autres choses à considérer dans les maladies, que les causes

moyen est simple et efficace, ajoute-t-il, il est certainement préférable aux purgatifs et aux émétiques. La fièvre se passe comme par enchantement; les paroxismes ne reviennent plus, après la commotion donnée au système général par ce puissant stimulant. Pourquoi, s'écrie-t-il avec raison, pourquoi, en Europe, a-t-on proscrit le feu de la matière médicale?

XIX.

Kempfer rapporte que les Chinois, les Japonois, et les autres peuples de l'Asie, ont recours au feu dans presque toutes leurs maladies; et l'on voit, dans le même auteur, que ce remède a précédé l'usage de tous les autres. Si nous parcourons l'histoire de la médecine, nous verrons que les médecins grecs, latins et arabes, ont employé le cautère actuel dans un grand nombre d'occasions.

---

matérielles, auxquelles seules ont égard certains médecins qui savent purger de deux jours l'un, ce qui est le *nec plus ultrà* de leur savoir.

XX.

Au rapport de *Linnœus*, les habitans de la Laponie suédoise, qui n'ont point de médecins, ne connoissent pas de plus grand remède, dans la plupart des maladies, qu'un cautère fait avec un morceau de bois d'un vieux bouleau, et cette opération manque rarement de succès.

XXI.

La plupart des peuples emploient encore ce moyen. Les Italiens, les Espagnols, en font un usage journalier, et *Raimond* (1) auroit peut-être renouvelé l'application de ce secours, s'il n'en avoit pas fait un trop fréquent usage. C'est un pareil abus qui a décrédité ce remède, qui étoit, pour les anciens, une ressource assurée dans beaucoup de maladies, que nous regardons à présent comme incurables. Mais l'abus d'un moyen si puissant, doit-il en empêcher un usage prudent, et n'est-il pas aussi cruel de laisser

(1) Restaur. de Inustion.

mourir un malade faute de l'employer, qu'il le seroit de lui nuire en s'en servant mal à propos ?

XXII.

La manière de brûler n'est pas la même chez tous les médecins. *Hippocrate* appliquoit le fer rouge sur plusieurs parties, même jusqu'à huit endroits différens (1).

XXIII.

Arétée n'en conseille l'application que légèrement et sur un endroit seulement ; mais il en avoit tellement reconnu l'utilité, qu'il en fait cet éloge, aussi court qu'énergique : *Proficit enim* (2).

XXIV.

Cœlius Aurelianus dit que Thémison étoit d'avis de ne brûler que la peau de la tête (3).

---

(1) Loc. cit.

(2) Lib. I de Curâ Chron. cap. IV. de Epileps.

(3) *Cœl. Aurel.* lib. I. Chron. cap. IV.

XXV.

Effets du cautère actuel dans les maux de tête.

Entrons dans quelques détails; consultons les auteurs, et voyons dans quelles maladies ils ont employé le cautère actuel. Nous en trouverons peu où ils ne l'aient fait avec succès. Nous avons vu, au paragraphe 16, qu'*Hippocrate* l'employoit en huit endroits différens dans cette maladie. *Marc-Aurèle Severin* appliqua le fer rouge sur la commissure de la suture sagittale avec la coronale *à François ab Angelo* de Château-Neuf, et le délivra d'une céphalalgie des plus cruelles (1). *J. Heurnius* guérit radicalement par le même moyen, un chirurgien tourmenté d'une céphalée qui avoit résisté à un grand nombre de remèdes. On voit, dans ses aphorismes, qu'un homme qui avoit la tête couverte de tubérosités, en fut débarrassé par l'application du cautère actuel (2).

(1) *M. Aur. Sever.* de Efficac. Medic. lib. VII, cap. VII, §. 15.

(2) *J. Heurnius*, Aph. II, sect. VII.

Poterius, fondé sur son expérience, en conseille l'emploi dans les grandes douleurs (1). *Lambswerde* guérit une céphalée vénérienne, en l'appliquant sur la suture coronale (2). *M. Hombert* a vu une céphalalgie rebelle, céder à un accident qui avoit mis le feu aux cheveux. Ainsi l'expérience de plusieurs auteurs dignes de foi, les conseils d'*Hippocrate*, dont les prédictions se réalisent depuis plus de vingt siècles, autorisent et commandent même une pareille méthode. *In capitis dolore*, dit-il, *sanguinem ex venis detrahito, quod si non cesset, et diuturnus sit, venas inurito et convalescet* (3). *Bottonus* assure que le cautère actuel fera, presque sans douleur et sans aucun danger, ce qu'on ne peut attendre d'aucun autre remède. Les Turcs et les Arabes cautérisent avec un fer chaud, ceux qui sont attaqués de maux de tête ou de fluxions sur quelques parties du corps. On lit dans les voyages de *Thevenot*, qu'ils mettent si peu d'importance à cette opération, qu'ils la font sans recou-

---

(1) *Poter*. Obs. cent. III, aph. VIII.

(2) *Lambsw*. t. II.

(3) Lib. de Aff. cap.

rir aux gens de l'art. *Prosper Alpin* (1) observe que de son temps, c'étoit une pratique ordinaire parmi ces peuples et sur-tout parmi les Arabes, qui passoient leur vie sous les tentes et sur leurs chevaux, et parmi d'autres peuples qui habitoient les déserts, d'employer le feu pour la cure de plusieurs maladies, et notamment de celles qui attaquent la tête. *Epiphanius* dit, qu'il est vraiment étonnant de voir combien le cerveau est soulagé, par l'application de ce moyen, qui a de plus la faculté de dissiper les vapeurs qui y croupissent.

XXVI.

Manie.

César Macha, assure qu'une femme, maniaque depuis sept mois, fut entièrement guérie par l'application du feu. *Fernandez*, dans son histoire de la médecine, dit : *Testor deum, cauteriis in capite quandoque tribus, quandoque quatuor et quinque factis ad loca suturarum, curasse annis elapsis*

(1) Loc. cit.

socrum magistri gentilis cui jam memoria erat abolita, et duos alios stolidos et juvenes insanientes. Rivière, dans son chapitre, *de maniá* (1), dit : que le cautère actuel, appliqué sur la suture coronale, est fort recommandé par *Gordonius*, et il prouve son utilité, par l'histoire d'un homme, qui ayant été blessé à la tête avec fracture du crâne, se trouva parfaitement bien, tant que la plaie fut ouverte, et déraisonna dès qu'elle fut fermée.

XXVII.

On voit que la plupart des auteurs appliquent le cautère actuel près des sutures, et principalement sur l'endroit où la suture sagittale rencontre la coronale ; plusieurs veulent que l'ustion pénètre jusqu'au diploé. On ne sauroit croire, disent-ils, les cures admirables que ce moyen produit : *Quod meo quidem experimento confirmare possum*, ajoute *M. Aur. Séverin* (2). *Hollerius* recommande l'application du feu, dans la par-

(1) Pag. 227.

(2) Loc. cit.

tie moyenne de la tête (1). *Falloppe* la conseille aussi ; mais il ne veut pas qu'on l'applique sur les sutures. «Nous pouvons, dit-il, » le pratiquer dans toute autre partie de la » tête, mais jamais sur les sutures (2) ».

XXVIII.

Affections soporeuses et apoplectiques.

Rivière nous apprend, que plusieurs grands médecins, prescrivent avec succès, le cautère actuel dans les affections soporeuses, et qu'ils l'appliquent dans ces cas-là, entre la première et la seconde vertèbre cervicale. *Zacutus Lusitanus* l'ordonnoit, et en retiroit les plus grands succès dans les affections soporeuses, ainsi qu'on peut le voir dans son traité, intitulé : *Praxeos medic. admirand.* (3). Il raconte, qu'étant appelé pour voir un malade qui, depuis trente jours, avoit un penchant irrésistible au sommeil, compliqué de fièvre lente, après avoir em-

(1) De Morb. intern.

(2) De Cauteriis, pag. 4.

(3) Lib. 1.

ployé inutilement un très-grand nombre de remèdes, il se décida à lui faire appliquer le cautère actuel, ce qui le guérit parfaitement. *Lancisi* rapporte que des gens du peuple, que les remèdes les plus violens n'avoient pu réveiller d'un assoupissement apoplectique, revinrent de cet état dès qu'on leur eut approché des fers rouges de la plante des pieds. Une femme juive, au rapport d'*Amatus Lusitanus*, étoit tombée dans une attaque d'apoplexie, on commença par les remèdes généraux, qui furent inutiles; on eut recours au feu, et la malade revint aussi-tôt à elle (1).

XXIX.

Epilepsie.

Platerus (2) conseille fortement l'emploi de ce remède dans l'épilepsie, sur-tout, dit-il, *si pertinacis mali causa in capite lateat. Lambswerde* en obtint les plus heureux succès chez un enfant épileptique. *M. G. Par-*

---

(1) Cur. XIII, cent. IV.

(2) *Plat.* lib. I, pag. 61.

mann rapporte l'histoire d'une jeune fille de *Breslaw*, qu'il guérit par l'application du feu, d'une épilepsie qui avoit résisté à tous les moyens qu'on avoit mis en usage. Les Indiens brûlent avec succès, dans cette maladie, le talon, jusqu'au tendon d'Achille, et tiennent long-temps le cautère ouvert; mais lorsque l'épilepsie est ancienne, et que la tête est affectée idiopathiquement, la plupart des auteurs pensent, qu'il est plus avantageux d'appliquer le cautère actuel près de la tête, parce que c'est par ce moyen, qu'on peut empêcher la détermination des humeurs vers le cerveau. L'effet du cautère paroît dans ce cas, imiter les solutions spontanées que la nature procure quelquefois dans cette maladie, par des pustules, des croûtes muqueuses, ou des ulcères qui se forment sur la tête dans le premier âge, et chacun sait que ces humeurs, venant à être répercutées, produisent souvent l'épilepsie chez les enfans. On a vu très-souvent des ulcères survenus accidentellement, guérir cette maladie. *Willis* parle d'une petite fille qui, étant tombée dans le feu, n'eut point d'attaque d'épilepsie, à laquelle elle étoit sujette, tant que les plaies restèrent ouvertes, mais elle y fut sujette de nouveau lorsque la cicatrice fut achevée. *Montanus* guérit, par le cautère actuel, un homme d'environ cinquante ans, sujet depuis long-temps à l'épilepsie. *Fabrice de Hilden* guérit un jeune homme qui avoit au moins un accès par jour, et pour lequel on avoit essayé inutilement un grand nombre de remèdes (1). *Paré* avoit déjà vu guérir parfaitement, par ce moyen, un jeune homme qui avoit des accès très-fréquens de cette maladie, auquel *Hollier* l'avoit conseillé (2). *Craton* en avoit une si haute idée, que c'est sur son efficacité qu'il fondoit la guérison dans les cas les plus fâcheux. *Mercatus* éloigna, par le cautère actuel, les accès d'épilepsie, et les rendit si légers, qu'on croyoit le malade parfaitement guéri (3). *Mukren* (4) a fait une cure semblable à celle de *Pison*; c'est celle d'un jeune homme de dix-sept ans, attaqué de cruels accès d'épilepsie, dont le symptôme le plus horrible étoit l'alonge-

---

(1) Œuvr. de Chir. liv. IX, cent. IV.

(2) Consult. Med. consult. III.

(3) Patholog. Cerebr. cap. XXVII.

(4) Obs. Med. cap. V, pag. 4.

ment de la langue, qui descendoit jusques sur la poitrine, avec une prodigieuse quantité d'écume; tous les remèdes ayant été employés inutilement, on se détermina à appliquer le cautère actuel, au point du concours de la suture sagittale et de la coronale; on se servit pour cela d'un fer rouge, qui brûla l'os même. *Pujatti* parle d'un homme de cinquante ans, épileptique dès son enfance, qui avoit fait inutilement beaucoup de remèdes, et qu'un cautère actuel, appliqué à la cuisse, guérit. On lit, dans le journal de médecine (1), qu'un jeune homme de quatorze ans, sujet, depuis neuf ans, à l'épilepsie, dont il avoit un accès par jour, en fut guéri par trois cautères: un à la nuque, et un à chaque bras. On trouve, dans les anecdotes de médecine, l'observation d'une demoiselle : Sujette, sans aucun dérangement de ses règles et sans aucune cause apparente, à une épilepsie dont les accès, malgré les remèdes qu'on employa, revenoient tous les mois depuis deux ans; un cautère actuel, appliqué au bras, éloigna l'accès de quatre mois; on l'appliqua à l'autre bras,

---

(1) Journ. de Méd. t. XXV, p. 47.

elle fut neuf mois sans aucun ressentiment; enfin, un troisième à la jambe la guérit radicalement (1). On trouve encore dans le journal de médecine (2), une observation sur la guérison d'une épilepsie, opérée par le cautère actuel. On appliqua trois cautères : un à la nuque et deux autres aux bras; le malade fut parfaitement guéri au bout d'environ quatre mois; les accès diminuèrent sensiblement dans l'intervalle.

XXX.

Un des bons effets de l'application du feu dans cette maladie, ne peut-il pas reconnoître pour cause la crainte et la terreur qu'inspire ce remède? On en trouve un exemple remarquable dans la manière dont *Boërhaave* guérit l'épilepsie qui régna à *Haerlem*, dans l'hôpital des Pauvres-Orphelins. On le trouve dans le traité de *Kaw Boërhaave* son neveu, intitulé : *Impetum faciens.* Une jeune fille qui demeuroit dans cet hôpital, étant saisie de frayeur, fut attaquée

(1) Anecd. de Méd. 1785, p. 227.

(2) Juillet 1766.

quée de convulsions qui revenoient par paroxismes. Plusieurs de ses compagnes, témoins de cet état, furent atteintes de la même maladie et le nombre en augmentoit de jour en jour; aucun remède ne pouvoit arrêter les progrès de cette espèce de contagion. *Boërhaave* fit apporter des réchauds pleins de feu, dans la chambre où se trouvoient les malades, et annonça, avec fermeté, que l'on appliqueroit un fer rouge sur le bras de celle, qui seroit la première attaquée de convulsion. Effrayées par l'horreur que leur inspiroit un pareil moyen, elles firent de tels efforts sur leur imagination, lorsqu'elles sentirent les approches du paroxisme, qu'elles en empêchèrent entièrement le retour. Plusieurs auteurs ont vu des exemples du même genre.

XXXI.

Qu'il me soit permis d'observer en passant, ce singulier caractère des maladies convulsives, de se communiquer par l'aspect. Parmi plusieurs exemples qu'on en trouve dans les auteurs, il en est un bien frappant, rapporté dans les Annales de la société de médecine pratique de Montpellier, pluviose an 12. On y voit qu'une demoiselle de quinze ans, étant atteinte d'une affection convulsive qui se renouveloit chaque jour, une de ses proches parentes, un peu plus avancée en âge, qui lui donnoit ses soins, fut frappée de violentes convulsions, qui sembloient avoir le même caractère, les mêmes formes et tenir la même marche; que, dans le même temps, une fille âgée d'environ vingt ans, qui étoit au service de la première malade, subit le même sort et que même les agitations convulsives qu'elle éprouva, furent plus fortes et plus générales que celles des deux autres. Je pense, avec l'auteur de ces observations, que c'est par la seule voie de l'imitation, qu'une pareille maladie se communique entre différentes personnes rassemblées, sur-tout dans les sujets très-sensibles et très-irritables.

XXXII.

Les cautères actuels sont encore utiles dans l'épilepsie, parce qu'en déterminant à l'extérieur une grande affluence d'humeurs, ils les détournent du cerveau, et l'on imite ainsi la nature, qui a guéri souvent cette terrible maladie, en procurant un égout d'humeurs âcres, par des ulcères cutanés : et si l'épilepsie, est l'effet d'un stimulus fixé dans le cerveau, on en excite encore un plus violent, par l'application du feu. Ils sont alors, comme dit *Sarcone* (qui appliquoit, dans ce cas, un fer rouge à la plante des pieds), de puissans révulsifs, qui font cesser le spasme du cerveau par celui qu'ils causent aux pieds : la nature ne pouvant exciter à-la-fois deux fortes émotions dans deux différentes parties. *Duobus doloribus*, dit *Hippocrate*, *non in eodem loco obortis*, *fortior obscurat alterum*. Ces secours, ont encore été recommandés par *Bromfield* et *Cirillo*, contre les accidens causés par le mercure.

XXXIII.

Maladies des yeux.

Frédéric Dekers, rapporte l'histoire d'une jeune fille qui avoit perdu la vue et qui la recouvra, à la troisième application du feu; et il ajoute avoir vu guérir, par ce moyen, des gouttes sereines, des épilepsies, &c. (1). *Celse* l'employoit *in oculorum pituitâ* (2). *Hoffmann* le recommande fortement dans la goutte sereine. *Magnum profectò præsidium est*, dit-il, *in cauterio actuali sincipiti vel nuchæ inusto* (3). Nous avons déjà vu, dans le §. XVI, qu'*Hippocrate*, dans les affections des yeux, cautérisoit non-seulement la tête, mais encore le dos.

XXXIV.

Phtisies et affections de la poitrine.

Dans la phtisie et dans l'empyème, les anciens cautérisoient seulement quelques parties de la poitrine, et le plus souvent avec succès. Dans cette maladie, *Sorbait* a employé le cautère actuel avec le plus grand avantage; et en parlant de la douleur que cause son application, il dit, *quò magis cauterium*

---

(1) Pract. Exerc. p. 109.

(2) Lib. VII, cap. VII, §. 15.

(3) T. IV, part. IV, Med. Syst. Ration. p. 118, de Amaurosi.

est candens eò minorem affert dolorem. A cet egard, nous pouvons dire en passant, que la plupart des moyens que la chirurgie emploie, sont beaucoup plus douloureux que ne l'est l'application du feu; et s'il falloit juger du degré de la douleur que ce moyen cause, par celle que mon malade ressentit, je pourrois assurer, qu'elle est bien moindre qu'on ne pourroit le croire.

XXXV.

On lit, dans le Journal de Médecine (1), une observation sur une phtisie, guérie par le cautère actuel. Comme elle a du rapport avec celle que j'ai faite, je crois devoir la transcrire. « Une fille de trente-huit ans, » avoit une douleur à la poitrine, avec » oppression, qui augmentoit au moindre » mouvement, avec une légère toux, sui- » vie quelquefois de crachats sanguinolens. » Elle éprouvoit, de loin en loin, une dé- » mangeaison qui l'inquiétoit beaucoup; » elle négligea sa maladie; cependant les » symptômes s'agravoient tous les jours

(1) Juin 1775.

» davantage ; les crachats étoient salés, » gluans et puriformes ; la fièvre survint, » la voix devint rauque, la respiration plus » gênée, la douleur et la pesanteur à la poi- » trine insupportables. Tous les remèdes » indiqués furent employés sans succès. Le » pouls s'affoiblit ; l'inquiétude fut alors » grande, et les sueurs nocturnes se décla- » rèrent. Bientôt la foiblesse et l'amaigrisse- » ment furent extrêmes. Malgré tous les se- » cours, la fièvre augmenta ainsi que les » sueurs nocturnes, et le marasme fut à son » dernier degré. On appliqua le cautère ac- » tuel entre les omoplates. La suppuration » devint très-abondante, les crachats dimi- » nuèrent dans la même proportion que la » suppuration augmentoit. La toux se mo- » déra, la poitrine se dégagea, le pouls re- » prit de sa force, les sueurs nocturnes » cessèrent, la malade dormit, l'appétit re- » vint, les forces augmentèrent, et bientôt » la malade fut rétablie par ce moyen, au- » quel on ajouta l'usage des eaux de Cau- » terets ».

XXXVI.

Le lait à la suite d'une couche se porta à la poitrine; il y avoit fièvre lente, sueurs nocturnes, crachats puriformes. La malade ressentoit des douleurs au bas-ventre, au pli de la cuisse et au genou. On appliqua le feu au milieu de la cuisse. Pendant la brûlure, la poitrine fut débarrassée; tous les accidens se calmèrent et la malade se rétablit parfaitement et promptement.

XXXVII.

Hippocrate dit, que dans les affections pulmoniques, les abcès qui surviennent aux jambes, sont plus avantageux que dans les autres parties. D'après cette vue, il est des cas où il faut préférer l'application des cautères aux jambes. Par exemple, dans certaines affections de la poitrine, malgré la sympathie. (*Secundum rectitudinem loci affecti.*) Il ne sera pas hors de propos de faire connoître, par quelques exemples, les cas où les cautères, en général, doivent être appliqués près ou loin de la fluxion. V. g. Chez un malade qui aura une diarrhée, causée par une fluxion de la tête et qui se jettera sur les intestins, cette diarrhée venant à se supprimer et à produire différens symptômes graves; comme la tête a été la partie primitivement affectée, il faut y appliquer les cautères; ce qui est très-bien confirmé par les observations de *Mercatus* et les succès qu'il en a eus. De même, s'il arrive une suppression de règles, d'hémorroïdes, de dartres, &c. cette suppression pouvant produire divers accidens dans tout le corps, on y remédiera, en appliquant le cautère, à l'endroit le plus voisin de la partie primitivement affectée, ou de celle qui l'est actuellement; ainsi, dans une phtisie pulmonaire, causée par la suppression des hémorroïdes, il sera plus utile de les appliquer aux jambes qu'aux bras. Enfin, l'habitude et l'ancienneté de la fluxion, sont les deux principaux guides dans ces cas-là. V. g. Une suppression de règles aura causé, dans une fille, la suppuration du poumon; si la maladie n'est pas ancienne, on doit appliquer le cautère aux jambes; mais si cette phtisie pulmonaire existe depuis long-temps, on doit la regarder comme habituelle, la nature s'y est accoutumée, l'affection du poumon devient le symptôme essentiel; et alors il vaut mieux l'appliquer au bras. De même, dans une fluxion ulcérée de la poitrine, produite par une rétropulsion de dartres, si cette rétropulsion est récente, il faut appliquer le cautère sur la partie même ou dans le voisinage; et si elle est invétérée, on devra le placer à la partie actuellement affectée, puisque dans ce dernier cas, cette fluxion doit être considérée comme agissant sur tout le corps; et cette humeur ayant pris depuis long-temps son cours vers le haut, la nature seroit trop troublée, si on la faisoit revenir vers les parties inférieures.

XXXVIII.

Asthme.

Les Arabes ont recours, avec beaucoup de succès, au cautère actuel dans l'asthme, qui provient d'humeurs froides et visqueuses, qui embarrassent la trachée-artère, et qui gênent l'action des poumons. *Dominicus à Rege*, qui habitoit le Caire, en fut cruellement attaqué; il éprouva inutilement, pendant plusieurs années, une multitude de remèdes. Il avoit alors quarante ans; il étoit épuisé, menacé de consomption, lorsqu'il eut recours au remède des Egyptiens, qu'il regarda comme son dernier refuge. Il se fit cautériser la poitrine en deux endroits ; il tint les ulcères ouverts pendant long-temps et il recouvra la santé. *Lanfranc* guérit, par le cautère actuel, une femme, qui, à la suite d'un catharre, avoit depuis huit ans une extinction totale de la voix.

XXXIX.

Amatus Lusitanus conseilloit le feu dans le catharre froid, et le proscrivoit dans le catharre chaud ; parce que le cautère actuel, dit-il, rend la matière plus fluide et plus acrimonieuse, ainsi que nous l'avons expérimenté (1). *Paracelse* l'appliquoit dans toutes les maladies provenant de cause froide, formées par un amas d'humeurs (2). Le cautère est excellent, disent les auteurs, toutes les fois qu'il y a fluxion d'humeurs

(1) Cent. II et V.

(2) T. II, p. 122.

sur quelques parties que ce puisse être; alors on ne cautérise pas seulement la partie où il y a fluxion, mais encore celle d'où provient l'humeur qui cause la maladie. M. *de Barthés* conseille dans l'asthme, des frictions aux jambes lorsque la maladie est invétérée, ainsi que les cautères à ces parties, par la sympathie singulière qu'on a observée entre la poitrine et les extrémités inférieures.

XL.

Douleurs rhumatiques.

Prosper Alpin nous apprend, que les habitans de l'Égypte, regardent ce moyen comme admirable pour la guérison de plusieurs maladies, et sur-tout dans la plupart de celles qui sont invétérées et qui attaquent les articulations ou d'autres parties, et qui sont causées par des engorgemens d'humeurs froides. Ce moyen guérit ces maladies opiniâtres, fortifie les parties, résout les humeurs stagnantes, réchauffe les articulations, enfin les dessèche et les raffermit. Le même auteur ajoute, qu'il n'y a pas de remède plus puissant, dans toutes les douleurs opiniâtres des articulations et surtout dans la sciatique. Dans cette maladie, ils ne se bornent pas à cautériser seulement sur l'articulation, mais encore sur la cuisse.

X L I.

On lit dans les Mémoires de l'Académie Royale de Chirurgie, qu'un homme avoit un rhumatisme si violent dans les lombes, qu'il avoit perdu toute espèce de mouvement de cette partie ; les douleurs cruelles qu'il y ressentoit, lui donnoient une insomnie continuelle. Après avoir fait beaucoup de remèdes, sans en retirer le moindre soulagement, un ami lui frotta la partie postérieure du tronc avec de la forte eau-de-vie camphrée ; un domestique qui éclairoit, mit par mal-adresse le feu à cette liqueur, dont la peau du malade étoit imbibée ; cette partie se trouva par ce moyen cautérisée. On la vit le lendemain enflammée et toute couverte de phlyctènes, mais en même temps le malade fut guéri. On lit dans l'Avis au Peuple de *Tissot*, article Rhumatisme, §. 185, un fait dont, dit-il, on pourroit profiter. Une femme frottoit le soir son mari qui avoit un rhumatisme très-douloureux au bras, avec de l'esprit-de-vin ; un heureux accident détruisit le mal qu'elle lui auroit causé ; en approchant la chandelle, le feu prit à l'esprit-de-vin, la partie malade fut brûlée, on la pansa, et les douleurs du rhumatisme finirent entièrement avec la suppuration.

XLII.

Lorsque la douleur est vive, l'application du feu est très-indiquée ; l'irritation forte qui en est la suite, change brusquement la direction de la sensibilité et procure presque aussi-tôt la cessation de la douleur. C'est un précepte d'*Hippocrate : Si in unum aliquem locum*, dit-il, *irruerit dolor et constiterit nec medicamentis expellatur, inurito quocumque in loco fuerit.* Nous voyons dans *Van-Swieten*, que les Asiatiques ne calment les accès de goutte et de rhumatisme, que par l'application du feu ; que la sciatique en est presque toujours soulagée : et *Celse*, *Prosper Alpin*, *Marc-Aurèle Severin*, &c. ne connoissoient pas de plus puissant remède dans cette maladie. Qu'on objecte tout ce qu'on voudra, dit *Frédéric Hoffmann*, contre l'application du cautère actuel, toutes les raisons du monde, quelque plausibles qu'elles puissent être, ne doivent pas contre-balancer une seule expérience. *Rodericus à Castro*, après avoir parlé contre le cautère, ajoute : Je ne voudrois pas qu'on me regardât comme absolument déclaré contre ce moyen, je n'en condamne que l'usage trop fréquent et peu raisonné ; car j'avouerai y avoir eu recours moi-même, dans plusieurs occasions, avec beaucoup de succès. Il établit ensuite les cas en général où il est à propos d'employer le feu.

XLIII.

Il faut, ajoute cet auteur, 1°. que la matière soit pituiteuse, c'est-à-dire, qu'elle ait un caractère froid. Il faut aussi pratiquer les cautères, lorsque les systêmes nerveux et musculaire sont affectés de rhumatismes errans ; dans les paralysies subséquentes, les maladies soporeuses où il faut donner une grande commotion au genre nerveux, fondre et résoudre les humeurs crues et froides, extravasées dans le cerveau, qui en relâchent et en débilitent les membranes, qui compriment l'origine des nerfs et éteignent le sentiment. Enfin, *Fallope*, en parlant du feu, dit, que pour guérir les douleurs arthritiques, les rhumatismes, la sciatique, la goutte, nous manquons de remèdes, parce que nous n'appliquons pas celui qui convient à ces maladies. *Renou*, parmi tant d'autres auteurs, pense que plusieurs maladies sont incurables depuis qu'on a négligé le cautère actuel.

XLIV.

Sciatique.

Dans une sciatique qui avoit paralysé les deux jambes, *Pringle* fit faire quatre escarres au sacrum, et le malade guérit. Un cocher avoit une douleur très-vive dans les os, depuis le trocanter jusqu'au talon; on avoit employé inutilement un grand nombre de remèdes : les émolliens avoient produit l'œdème, le feu appliqué sur le centre de la douleur, le guérit. Une religieuse avoit éprouvé en vain, contre une sciatique, l'effet des vésicatoires, des douches, &c. les douleurs s'étendoient jusqu'à la vessie, qui ne donnoit de l'urine que par le moyen de la sonde. M. *Pouteau* fit appliquer le feu au lieu principal de la douleur, ce qui la guérit parfaitement. La femme d'un chirurgien de Genève, étoit dans le plus grand marasme, à la suite d'un rhumatisme affreux, qui, depuis plusieurs années, produisoit une infinité de maux; tous les moyens ayant été tentés, sans en obtenir le moindre soulagement, la maladie céda parfaitement à l'application du feu sous le cartilage xyphoïde(1).

XLV.

Goutte.

Sydenham, parlant de la cure de la goutte, par l'application du cautère actuel, dit que ce moyen est bien capable de diminuer les douleurs, en attirant et dissipant la partie la plus subtile de la matière morbifique, déposée dans les articulations (2).

---

(1) Œuvres de Pouteau.

(2) Opera omnia.

Dans

Dans la goutte, dit *Hippocrate*, il faut employer le feu pour diminuer la tension des nerfs et des ligamens. Il se servoit, dans ce cas-là, de la combustion du lin (1); et les Chinois brûloient le moxa, dont ils faisoient des pyramides sur la partie malade. Le chevalier *Taupré* assure avoir été guéri, par l'application de ce moyen. Ce topique, ajoute-t-il, n'a qu'un inconvénient, qui est, de laisser une escarre assez longue à guérir. *Zacutus Lusitanus*, *Fabrice de Hilden*, n'ont pu calmer que par le feu, appliqué sur la partie, des douleurs violentes du pied. Ils l'ont fait appliquer entre les deux épaules, dans les douleurs d'un rhumatisme fixé sur la poitrine, et toujours la douleur a cédé presque subitement.

XLVI.

Douleurs des Dents.

Personne n'ignore, que tout ce qui détruit le nerf de la dent, fait cesser les douleurs les plus atroces. *Hippocrate* recom-

(1) Sect. IX, aph. 60.

mandoit, dans ce cas-là, la brûlure. Il s'exprime ainsi : *In dentium autem doloribus, si dens quidem erosus fuerit et mobilis, eximendus; quod si neque erosus fuerit, neque moveatur, sed dolorem inferat, ustione resecandus* (1).

XLVII.

L'usage des cautères actuels*, sur différentes parties du corps atteintes de quelques douleurs, n'étoit point inconnu aux Américains : ces peuples cautérisoient avec un morceau de bois enflammé.

XLVIII.

Ecrouelles.

Marc-Aurèle Severin, avoit recours au cautère actuel dans les écrouelles, pour faire suppurer les glandes engorgées ; ses moyens n'alloient même guère au-delà de ce traitement ; et il ajoute, qu'outre que la sérosité coule perpétuellement dans les

(1) De Aff. cap. II. Charter. t. VII, p. 621.

ulcères, à l'exception de ce sédiment qui reste dans la plaie en forme de pus, et qui est si nécessaire pour la guérison; les cautères font encore de plus grandes diversions qu'on ne peut le croire, à en juger par la quantité de l'évacuation. *Rivière* assure avoir guéri par le feu, des écrouelles qui avoient résisté à tous les autres remèdes. *Mead*, outre plusieurs moyens dont il se servoit dans le traitement de cette maladie, ne négligeoit pas l'application du feu. *Undervood* mit en usage l'électricité, qui, comme tout le monde sait, est un très-bon moyen pour donner du ressort aux solides, et pour favoriser l'action des remèdes: c'est dans cette vue qu'il recommande le feu, et sur-tout, ajoute-t-il, dans les ophtalmies écrouelleuses. M. *Pouteau*, a toujours appliqué le feu avec le même succès, sur les tumeurs écrouelleuses.

XLIX.

Les anciens employoient le feu dans les trois cas suivans:

1°. Lorsqu'ils vouloient détruire la gangrène de certaines parties;

2°. Pour calmer des douleurs violentes;

3°. Pour arrêter les hémorragies, parce que, selon eux, aucun moyen ne pouvoit le suppléer.

L.

Marc-Aurèle Severin, dans son ouvrage de *Efficaci Medicinâ*, a donné la liste des médecins de tous les siècles, qui se sont servis avec succès et qui ont recommandé l'application du feu. Si l'on veut de plus grands détails, on peut les consulter.

LI.

Gangrène.

Parmi tant de maladies dans lesquelles ils employoient le feu, ils s'en servoient fort avantageusement dans le sphacèle des os; ils prévenoient par-là, les dépôts qui se forment le plus souvent par résorption; ils y avoient sur-tout recours, dans les gangrènes de cause interne, qui attaquent le périnée et d'autres parties molles et graisseuses, dans lesquelles on peut craindre que l'humidité ne les fasse empirer. Il n'y a pas encore bien long-temps, qu'un habile chi-

rurgien de Grenoble, fut appelé pour voir un homme de soixante ans, qui avoit une tumeur au périnée, la gangrène y survint et s'empara du scrotum, du périnée et du fondement; les progrès étant rapides et résistant à tous les moyens indiqués, il se décida à appliquer le feu, qui arrêta la gangrène, et la plaie se cicatrisa parfaitement. *Tulpius* rapporte aussi, que des chirurgiens, traitoient inutilement une gangrène à la verge, et qu'ils employoient en vain, les remèdes les plus puissans pour en arrêter les progrès; mais qu'ayant eu recours, par deux fois, au cautère actuel, ils réussirent et guérirent radicalement le malade. M. *Petit* de Lyon, calma les accidens funestes, et arrêta les violentes douleurs que causoit un charbon fixé dans le pharinx, en portant un bouton de feu, jusqu'à quatorze fois, dans le fond de la gorge, derrière le voile du palais. « Les accidens, dit-il, sembloient s'é-
» teindre sous ces applications successives:
» à la quatorzième fois, le malade respira
» librement, le calme se rétablit, un dépôt
» se forma au côté correspondant du cou,
» s'ouvrit en dehors, et la guérison fut ra-
» dicale au vingtième jour ».

L I I.

Hildanus et *Albucasis* donnent les raisons suivantes, de la préférence que de bons auteurs donnent aux cautères actuels, sur les autres cautères, dans la cure de la gangrène et du sphacèle. C'est 1°. que le feu est quelque chose de simple, qu'il n'a aucune qualité étrangère, et qu'il ne laisse après lui que la chaleur ; ce que ne font pas les autres cautères. 2°. On est maître de l'action du feu, ce qu'on ne peut pas dire des cautères potentiels. 3°. Le feu étant une matière extrêmement active, il agit en un instant, au lieu que les cautères potentiels agissent lentement ; et la gangrène étant une maladie très-aiguë qui par conséquent ne souffre aucun délai, il faut employer contre elle, le plus prompt de tous les remèdes, le fer rouge. Une remarque encore à faire au sujet du cautère actuel, c'est qu'il dessèche et fortifie, tandis que les cautères dits potentiels, agissent lentement, affoiblissent et attirent un abord considérable d'humeurs.

LIII.

Rage.

De tous les temps, ce moyen a été reconnu le seul, dont l'effet fût certain dans l'hydrophobie; et comme tout le monde le sait, je n'en parlerai pas; d'ailleurs, on peut consulter à ce sujet, *Celse*, *Dioscoride*, *Fabrice de Hilden*, *Aëtius*, *Dekers*, *Morgagni*, *Cullen*, *Andry*, &c.

LIV.

Tétanos.

Dans le tétanos qui succède aux plaies, le moyen le plus sûr pour arrêter les progrès de la maladie, est de brûler profondément la cicatrise avec un fer chaud. Dans tous les cas où l'on a dessein de brûler la partie, le cautère actuel a été préféré à tous les caustiques les plus vantés, parce qu'il produit une escarre, qui est suivie d'une suppuration très-longue, et qu'il est à craindre, que la plupart des caustiques que l'on a vantés, ne nuisent, en pénétrant dans les vaisseaux ou en s'introduisant dans la masse générale des humeurs. On peut consulter l'ouvrage de M. *Heurteloup*, intitulé Précis sur le tétanos des adultes, imprimé par ordre du Gouvernement.

L V.

On lit, dans le Journal de Médecine du mois de décembre 1783, une observation de M. *Boquis*, chirurgien distingué de l'hôpital militaire de Bastia en Corse, sur un spina ventosa au pied, survenu à la suite d'une petite vérole, qu'il guérit par l'application du cautère actuel, après avoir tenté inutilement beaucoup d'autres moyens.

L V I.

Nous pouvons tirer de *Mercurialis*, des motifs propres à nous diriger dans l'usage du cautère; il semble, dit-il, que les médecins en trouvant ce moyen, ont eu en vue d'imiter l'action conservatrice de la nature, qui, soit dans les maladies aiguës, soit dans les chroniques, tente d'expulser la matière morbifique, ou de la déposer dans quelque partie moins essentielle. Dans ces deux cas, la crise est toujours heureuse lorsque les abcès se forment aux parties inférieures, ou du moins au-dessous du siége de la maladie. Le même auteur ajoute, que la vieillesse ne doit pas empêcher d'employer les cautères, puisque la chaleur naturelle est augmentée par ce moyen.

LVII.

Affections du Foie et de la Rate.

Au rapport de *Prosper Alpin*, les Egyptiens emploient ce remède avec le plus grand succès, dans les engorgemens et endurcissemens du foie et de la rate. Nous avons déjà vu, au §. XVI, qu'*Hippocrate* usoit de ce moyen dans ces cas-là, et avec succès.

LVIII.

Hydropisie.

Dans l'hydropisie, les Egyptiens cautérisent en plusieurs endroits, mais sur-tout dans trois différentes parties au-dessous du nombril; ils tiennent les ulcères ouverts jusqu'à ce que les eaux soient entièrement écoulées. Plusieurs médecins, dans ce cas-là, font appliquer le cautère sur la région de l'estomac, de la rate et du foie. Un marchand fut atteint d'une ascite, le bas-ventre étoit prodigieusement enflé; la couleur du corps étoit presque plombée, les jambes tuméfiées et l'ondulation étoit très-sensible. Après avoir tenté tous les remèdes que l'art put suggérer, on fit appliquer le feu sur le bas-ventre. Peu à peu sa capacité diminua, les eaux s'écoulèrent, les muscles reprirent leur ton naturel et le malade guérit (1). Je remarquerai ici, que dans les parties sujettes aux fluxions compliquées, avec surabondance d'humidité et un grand relâchement, les anciens employoient, avec un grand avantage, des ustions; et je pense que dans un pareil cas, les cautères actuels doivent avoir la préférence sur les vésicatoires; l'évacuation qu'ils procurent, comme il a été déjà dit, étant plus considérable et l'irritation plus forte. Nous avons de même remarqué, que les Tartares réservoient les

---

(1) V. *Jul. Cæs. Claud.* Consult. Med.

cautères actuels pour guérir les catharres dont ils étoient affectés, et pour se rendre plus vigoureux.

LIX.

Hydrocéphale.

Fabrice de Hilden, rapporte l'histoire d'un hydrocéphale guéri par l'application du caûtère actuel; comme elle est très-longue, je renvoie à son ouvrage (1).

LX.

Surdité.

Roger a rendu l'ouïe à un sourd, en lui appliquant le cautère actuel. On a vu un homme atteint de surdité, qui, par les loix de la sympathie entre la tête et le nerf sciatique, étoit tout-à-fait sourd, lorsque la sciatique disparoissoit, et entendoit très-bien lorsque les accès de sciatique revenoient. *Mercatus*, dans ce cas-là, a prati-

(1) Observ. de Chir. cent. III.

qué avec succès, des ustions aux cartilages des oreilles ; et les bons effets de ces révulsifs, selon *Hippocrate*, sont indiqués par cette sympathie.

LXI.

Hémorragie.

Desault a donné une observation, sur une hémorragie, partant d'un vaisseau variqueux, près le conduit salivaire de stenon, qu'il guérit par l'application du cautère actuel, et il préféra le feu à tout autre caustique, parce que, dit-il, il est aisé de borner son action (1). *Van-Swieten*, parlant des hémorragies, désigne l'application du feu comme le meilleur moyen pour les arrêter (2). Une hémorragie survint à un malade, atteint de la fièvre depuis sept jours. Le malade étoit sans forces, il perdoit tout son sang. Les remèdes usités furent inutiles. On approcha du nez un fer chaud et le sang s'arrêta (3). *George Holstius* rap-

(1) Journ. de Chir. t. 1, p. 371 et 372.

(2) T. 1, p. 313.

(3) *Villis*. l. VI, p. 2.

porte, qu'un paysan s'étant blessé à la main, l'artère étoit ouverte, au point que le sang sortoit par jet : on eut beau travailler à l'arrêter, soit par les styptiques, soit par beaucoup d'autres moyens, on n'en put venir à bout que par l'application du cautère actuel (1).

LXII.

Hémorroïdes.

Lorsque les hémorroïdes me pressent, dit *Ruland*, qu'elles regorgent d'un sang noir et épais, et qu'elles coulent si abondamment que je me sens affoibli, j'en fais approcher un fer chaud, qui est le seul remède qui me soulage. *Albucasis* se servoit de ce moyen sans appliquer le fer rouge. *Celse* l'appliquoit en courant sur les crevasses des hémorroïdes.

(1) L. IX, id.

L X I I I.

Coliques.

Zacutus (1) rapporte l'histoire d'une femme qui étoit depuis long-temps, tourmentée de vives douleurs d'une colique séreuse, et qui en fut délivrée par l'application du feu. On lit dans les observations de *Benoît Sylvat* (2), qu'une dame avoit un ulcère à l'intestin rectum, depuis vingt-sept ans. Cet ulcère avoit résisté à un très-grand nombre de remèdes; il étoit venu à la suite d'une diarrhée bilieuse; il étoit livide et sanieux; il lui causoit de vives douleurs; ses bords étoient calleux. Après l'avoir nettoyé, *Sylvat* se servit d'un cautère, renfermé dans une canule criblée de petits trous, qu'il appliqua sur l'ulcère trois ou quatre fois; il assure que la malade fut guérie, et que ce moyen lui a toujours réussi.

---

(1) Loc. cit. c. XI, obs. XXXI.
(2) Cent. III.

L X I V.

Peste.

Enfin, *J. Heurnius* va jusqu'à recommander les cautères actuels comme excellens préservatifs de la peste; et il nous assure que c'est par ce moyen, que la plupart de ceux qui ont soin des pestiférés, échappent à ce fléau. Cet auteur ajoute que le cautère préserve de la peste, mais qu'il ne la guérit pas, parce que la marche de la maladie est plus rapide, que ne l'est l'effet du cautère, qui, dans ce cas, dépend en partie de la suppuration.

L X V.

D'après toutes ces observations, ne devons-nous pas regretter, que le cautère actuel ne fasse plus partie de nos moyens de guérison? Je dirai avec un auteur respectable, qu'il est douloureux que la médecine vétérinaire, profite seule des avantages de la cautérisation, et qu'on doit être surpris que l'horreur du feu, ait fait une telle impression sur les médecins modernes, qu'elle les ait empêchés d'appercevoir, toute l'étendue des ressources, que leur présente ce remède, dans la plupart des maladies opiniâtres et réputées incurables. A la vérité, nous avons trouvé ce moyen abandonné; il paroît cruel et révolte les malades : et d'après cela, nous n'examinons pas pourquoi ni comment il opéroit de si grandes guérisons. Il est encore douloureux pour l'humanité, que le célèbre et savant *Dehaën* veuille que l'on proscrive le cautère actuel, parce qu'il l'a employé dans deux ou trois cas, sans en obtenir les succès qu'il s'en étoit promis; mais peut-on fonder un précepte général sur quelques faits particuliers. *Dehaën* se laissoit facilement prévenir contre l'emploi de tel ou tel remède : l'exemple suivant en est une preuve convaincante. *Van-Swieten* a eu le courage d'avouer, qu'un émétique qu'il avoit donné à une jeune personne, avoit eu des suites funestes, quoique la maladie dont elle étoit attaquée, eût tous les caractères d'une fièvre gastrique. *Dehaën*, qui fut témoin de ce fait, en fut tellement frappé, qu'il conçut le dessein de ne l'employer de sa vie. *Stoll*, qui lui a succédé, en en a constamment fait usage avec le plus grand succès dans cette espèce de fièvre, et quel est le praticien qui tous les jours n'en retire les plus grands avantages ? Pour un cas malheureux, comme celui que rencontra *Dehaën*, doit-on renoncer à un remède dont les succès sont consacrés par le suffrage des gens de l'art et l'expérience des nations? M. *Pouteau*, ayant essuyé un semblable malheur que *Dehaën*, en conçut le plus grand chagrin, mais il ne se rebuta pas; il attribua son malheur à la manière de brûler. Il fit seulement brûler du coton sur la tête, et dès-lors il trouva dans l'application du feu, qui avoit produit d'abord des effets fâcheux, un remède contre la manie, la goutte sereine, les convulsions, l'épilepsie, la paralysie, &c.

LXVI.

Il résulte des observations que je viens de rapporter, que le succès de l'application du feu, dans un grand nombre de maladies, est constaté par l'usage journalier qu'en font plusieurs nations de temps immémorial, et depuis *Hippocrate*, par l'expérience des plus grands médecins, il est triste qu'il ne fasse plus partie des moyens employés par les gens de l'art, dans les maladies rebelles à tout autre secours, et particulièrement dans les affections qui dépendent des humeurs froides et indolentes, dans lesquelles les solides affoiblis sont dans un état de langueur, et où par conséquent la chaleur et le mouvement sont presque éteints.

FIN.

RAPPORT

Des Commissaires de l'Académie de Marseille.

Messieurs Joyeuse, Tolon et moi, ayant été nommés Commissaires, avons fait le rapport suivant :

On a long-temps reproché à la médecine de rouler toujours dans un cercle étroit de connoissances positives, de demeurer stationnaire au milieu des immenses progrès de la plupart des autres sciences. La difficulté de l'art n'est pas la seule cause qui ait ralenti sa marche ; on peut encore accuser, tantôt un respect superstitieux pour les anciens, aux travaux desquels on croyoit ne pouvoir rien ajouter ; tantôt, au contraire, un mépris injuste pour leurs dogmes et leur pratique. Ce dernier tort a même fait rétrograder la médecine à certains égards, et l'a privée de divers secours que les anciens employoient avec le plus grand succès dans les maladies aujourd'hui réputées incurables. Tel est l'usage du feu ou cautère actuel. M. *Aulagnier*, ayant eu occasion d'user de ce moyen dans un cas de phtisie pulmonaire, qui, selon toutes les probabilités, devoit se terminer en peu de jours par la mort, et que l'application du feu guérit d'une manière presque miraculeuse, fut si frappé d'une cure si heureuse et si belle, qu'après en avoir écrit l'histoire, il crut devoir entreprendre un long et pénible travail, pour consulter les auteurs qui, depuis *Hippocrate* jusqu'à nos jours, ont employé le cautère actuel dans diverses maladies, et pour recueillir le plus grand nombre possible d'observations qui en constatent les bons effets. Ce travail a donné naissance à son ouvrage, intitulé : *Recherches sur l'emploi du feu, dans les maladies réputées incurables*, qu'il a présenté à l'Académie, et sur lequel cette Compagnie nous a chargés de lui faire un rapport. La lecture de ces Recherches nous a présenté un tableau imposant de faits et d'observations précieuses. Il en résulte, 1°. que la médecine et la chirurgie moderne ont eu grand tort de négliger un moyen de guérison, sur l'efficacité duquel on peut compter dans une infinité de cas, et qui ne peut être remplacé par nul autre. 2°. Que si ce moyen peut avoir des inconvéniens, il a cela de commun avec les meilleurs remèdes, dont l'emploi peut devenir dangereux, en proportion de leur excellence même; inconvéniens d'ailleurs que la sagacité et la prudence peuvent facilement écarter. 3°. Que l'application du feu n'est pas aussi douloureuse qu'on pourroit l'imaginer, et qu'aucune bonne raison ne sauroit empêcher les médecins d'en renouveler l'usage. Nous ne pouvons qu'applaudir aux efforts de M. *Aulagnier*, et adopter toutes ses conclusions. Nous estimons que son ouvrage sera d'une grande utilité, et qu'il est digne du suffrage de l'Académie.

A Marseille, le 10 thermidor an XII.

Signé VIDAL, *méd.* JOYEUSE, *méd.*
TOLON, *méd.*

Extrait des registres de l'Académie de Marseille.

L'Académie ayant entendu le rapport de MM. *Vidal*, *Joyeuse* et *Tolon*, l'a adopté en entier; et a arrêté que l'ouvrage de M. *Aulagnier* seroit déposé dans ses archives, ainsi que le rapport.

Marseille, le 20 fructidor an XII.

Pour copie conforme,

ACHARD, *secrétaire perpétuel.*

www.ingramcontent.com/pod-product-compliance
Ingram Content Group UK Ltd.
Pitfield, Milton Keynes, MK11 3LW, UK
UKHW022124260726
13993UKWH00003B/1220